AF319935

SE TROUVE, A PARIS,

CHEZ {
MIGNERET, Imprimeur, rue du Dragon, F. S. G., N.º 20;
GABON, Libraire, Place de l'Ecole de Médecine, N.º 2.

OBSERVATIONS SUR LE POULS,

ET

METHODE FACILE

D'EN RECONNAITRE

LES DIFFERENTES ESPÈCES,

SAVOIR:

LE POULS CAPITAL, NASAL, PECTORAL, STO-
MACAL, INTESTINAL, CELUI DES RÈGLES,
DE LA GROSSESSE, MÊME DÈS LE COMMEN-
CEMENT, etc., etc.;

Par M. J. P. CLAYE, Médecin, demeurant
à Chartres.

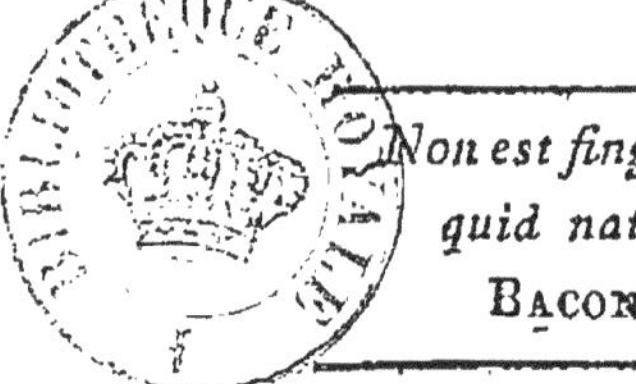

*Non est fingendum, sed excogitandum et inveniendum
quid natura faciat aut ferat.*
BACON, *de dignitate et augmento scientiarum.*

A PARIS,

DE L'IMPRIMERIE DE MIGNERET,

RUE DU DRAGON, F. S. G., N.º 20.

1809.

(2.)

OBSERVATIONS SUR LE POULS,

ET

MÉTHODE FACILE

D'EN RECONNAITRE

LES DIFFÉRENTES ESPÈCES.

CHAPITRE PREMIER.

Réflexions préliminaires.

LES médecins ont toujours regardé la connaissance du pouls, comme une des plus utiles pour diriger dans la pratique. Parmi les anciens, *Hippocrate*, *Aretée* en parlent dans leurs ouvrages, mais seulement des signes généraux, tels que la fréquence, la rareté, la force, la faiblesse, la grandeur, la petitesse, la dureté, la mollesse.

Galien * en a fait un traité *ex professo*, dans lequel, outre ces caractères principaux, il en a adopté beaucoup d'autres, qu'il a désignés d'après leurs rapports avec des choses connues. Ainsi il appela *formicans*, ceux qu'il prétendit ressembler à la marche des fourmis ; *miyures*, ceux qui, selon lui, allaient en diminuant comme la queue d'un rat ; *ca-prisans*, ceux qu'il crut repré-

----

* *Voyez* l'article *Pouls* du Dictionnaire encyclopédique ; l'*Histoire de la Méde-cine*, par *Leclerc*.

senter les sauts d'une chèvre ,
etc. Ces comparaisons ne déter-
minent pas d'une manière assez
claire les différentes modifications du pouls. Elles sont insuf-
fisantes pour en donner une véritable connaissance ; aussi elles
ont été rejetées.

Les Chinois * qu'on dit fort
habiles dans la connaissance du
pouls, semblent avoir suivi les
mêmes principes que *Galien* pour
la nomenclature. Ils reconnais-
sent un pouls glissant, un pouls
superficiel, un pouls tranchant,
un pouls qui semble bouillir
sous les doigts, comme de l'eau
sur un grand feu ; un autre qui
ressemble au frétillement d'un

---

* *Voyez Duhalde*, Histoire de la Chine.

poisson, au pas d'une grenouille, au becquetement redoublé d'un oiseau, etc.

Selon *Chardin* *, les médecins persans jugent des maladies en tâtant le pouls, ou seulement en observant les urines; car ils apprennent tous à traiter les malades sans les voir, à cause des femmes que les Persans ne laissent jamais voir pour quelque cause et pour quelqu'occasion que ce soit. Quand le médecin demande à leur toucher le pouls, elles donnent le bras couvert d'un crêpe ou linge très-fin, au travers d'un rideau, et il leur touche ainsi le pouls. Ce voyageur

---

* Voyage du chevalier *Chardin* en Perse, tome V,

ne donne aucune idée de leur doctrine.

Parmi les modernes, *Solano*, *Bordeu* et *Fouquet* sont les seuls qui aient donné des idées neuves sur le pouls.

Solano * a fait le premier des observations intéressantes sur quelques cures annoncées par le pouls; mais il n'en a pas déterminé les signes d'une manière assez précise.

*Chap. I.*er Il donne pour signe d'une hémorragie du nez, le rebondissement du pouls; mais le pouls capital est aussi rebondis-

---

* Observations nouvelles et extraordinaires sur la prédiction des crises par le pouls; par *Solano*, de Lucques. A Paris, 1748.

sant. Ainsi ce caractère n'est pas suffisant.

Il pronostiqua un jour une hémorragie du nez d'après le rebondissement du pouls. Il survint un délire qui dura un mois, après lequel le malade guérit. Probablement le pouls nasal alternait avec le capital qu'il ne connaissait pas.

Chap. II. Selon lui, le pouls *intermittent* est le signe du pronostic d'une diarrhée critique, simple, ou accompagnée d'une crise, par le vomissement ou par les urines. Le pouls est toujours intermittent dans l'intestinal après la quatrième pulsation ; il l'est aussi dans le stomacal après la troisième ; dans l'utérin après la cinquième. Ainsi l'intermittence du pouls n'est pas un signe certain dans cette circonstance.

Selon *Solano*, la tension de l'artère, jointe à l'intermission, est un signe certain d'un vomissement critique, compliqué avec la diarrhée.

Dans le vomissement, le pouls est régulier de trois en trois pulsations, et un peu sautillant. Quand il est joint au pouls intestinal, qui est l'indication de la diarrhée, il est alternativement régulier de trois en trois et de quatre en quatre pulsations.

Il prétend que la mollesse de l'artère, jointe à l'intermission, indique une crise par les urines. Il dit avoir toujours vu la diarrhée réunie aux urines comme crise.

Au *chapitre III* il décrit le pouls de la sueur critique.

Chap. IV. Il rapporte l'histoire d'une maladie dans laquelle il pronostiqua une jaunisse d'après la dureté du pouls.

Le pouls hépatique est à la vérité *dur*, concentré, petit ; mais ce n'est pas là son seul caractère : il est encore régulier de trois en trois pulsations. Elles sont très-rapprochées l'une de l'autre ; c'est une espèce de pouls épigastrique.

Solano n'a parlé que du pouls qui annonce l'hémorragie du nez, la diarrhée, l'affection du foie, la sueur ; il n'a rien dit du pouls capital, du pectoral, du stomacal, de celui de la matrice, etc. ni de leurs complications.

Le célèbre *Bordeu* * est celui qui a fait les plus belles découvertes sur cette matière.

Le médecin espagnol n'a fait que quelques remarques détachées sur quelques espèces de pouls. *Bordeu* en a fait un système complet, d'après des observations exactes : il l'a divisé en pouls supérieur ou sus-diaphragmatique, et pouls inférieur ou sous-diaphragmatique. Le pouls supérieur en pouls capital, nasal, guttural, pectoral; l'inférieur en stomacal, intestinal, celui de la matrice, celui du foie, celui des hémorroïdes, des urines, et de la sueur critique. Il a tiré ces

---

* Recherches sur le Pouls par rapport aux crises. Paris, 1756.

1...

noms de l'anatomie, des parties dont le pouls indique l'affection ou l'action secrétoire.

Après avoir parlé des pouls simples, il a traité des composés, etc., etc. Voyez ses recherches.

Il a pris pour base de ses divisions, l'*égalité* et l'*inégalité* des pulsations, l'*égalité* et l'*inégalité* des espaces qui se trouvent en-tr'elles.

Ces modifications sont fort difficiles à reconnaître. Personne depuis lui, ne sait distinguer les différentes espèces de pouls, d'après les définitions qu'il en donne ; elles sont trop longues, obscures. Sa méthode ne peut pas s'appliquer aux enfans.

Son ouvrage contient quantité

d'histoires intéressantes, relatives à la médecine-pratique ; il est peu lu, parce qu'on ne peut pas reconnaître le pouls d'après ses descriptions : cependant il mérite bien d'être étudié.

Ce génie vraiment observateur s'est rendu propre la doctrine des anciens, l'a beaucoup perfectionnée et enrichie de vues nouvelles.

« Le docteur *Fouquet*, de
» Montpellier*, a établi une au-
» tre méthode, qu'il a fondée sur
» les impressions variées que la
» surface de la portion de l'artère
» sur laquelle on appuie le bout

---

* Essai sur le Pouls, par *Henri Fouquet*, médecin de Montpellier. A Montpellier, 1767. Chap. III, page 21.

» des doigts en tâtant le pouls,
» ou autrement l'espace pulsant
» de l'artère fait tantôt sous l'un,
» tantôt sous plusieurs de ces
» doigts, tantôt même dans l'in-
» tervalle des extrémités de ces
» doigts. Or, ces impressions
» consistent principalement (se-
» lon lui), soit en *éminences* ou
» *petites ondes* plus ou moins
» légères, plus ou moins figurées
» dans quelque endroit de cet es-
» pace pulsant, ou en un soulè-
» vement plus ou moins marqué,
» plus ou moins circonscrit de
» cet espace, soit en quelques
» autres modifications de cette
» partie de l'artère, telles, par
» exemple, que des espèces d'*ap-*
» *platissement*, de *resserrement,*
» ou diminution de diamètre, des

» sortes d'*intersection*, de *brise-*
» *ment*, ou apparence de brise-
» ment de la colonne du sang
» dans quelque portion de ce
» trajet de l'artère. Voilà les *ca-*
» *ractères propres*, les modifi-
» cations radicales, essentielles,
» d'après lesquelles il établit ses
» divisions des pouls. »

Je connais des personnes fort intelligentes qui ont cherché pendant long-temps à reconnaître ces caractères, et qui n'y ont jamais réussi.

Ces modifications du pouls ont lieu, mais elles ne sont pas faciles à distinguer. Le docteur *Fouquet* y était très-habile, très-exercé, il en donne des témoignages incontestables ; mais depuis lui, personne ne fait usage de sa méthode.

Les signes qu'il a choisis pour caractères sont peu sensibles, demandent une grande attention, un tact bien délicat, sont très-difficiles à saisir, faciles à oublier, et de plus ne se remarquent pas chez l'enfant ni chez le vieillard, de son propre aveu. Ceux que je donne, sont au contraire très-sensibles, faciles à saisir, à retenir, et ont lieu dans tous les âges.

Je suis persuadé qu'il n'est aucun médecin qui ne découvre par lui-même, avec un peu d'attention, les différentes espèces de pouls, d'après la lecture de ces observations.

Manière de tâter le Pouls.

Pour bien juger de l'état du pouls, il faut le tâter à plusieurs reprises ; car la présence du médecin occasionne ordinairement quelque changement, le rend plus serré ou plus élevé : le bras doit être plutôt étendu que plié, appuyé dans toute sa longueur sur le bord qui répond au petit doigt. Il faut employer deux ou trois doigts, l'indicateur et les deux suivans adossés l'un à l'autre, et disposés de manière qu'ils soient parallèles par leurs extrémités. Il faut plonger un peu les doigts dans l'enfoncement qui est près du poignet ; presser l'artère à plusieurs reprises, sentir au moins quarante pulsations ; que le médecin et le malade soient dans une position commode : tâter le pouls droit avec la main gauche , et *vice versâ*.

Il ne faut pas être étonné si l'on trouve beaucoup de répétitions ; elles sont inévitables dans une question où tout se lie , où tout s'enchaîne.

~~~~~~~~~~~~~~~~~~~~~~~~~~~~

CHAPITRE II.

Idée générale du Pouls ; caractères qui servent à en distinguer les genres et les espèces.

ON entend par pouls , le battement des artères. Comme elles sont répandues par tout le corps,
~~~~~~~~~~~~~~~~~~~~~~~~~~~~

on sent aussi par-tout leur mouvement. Dans les endroits où il a lieu, on sent toujours deux pulsations très - près l'une de l'autre, se suivre, se succéder continuellement: si l'une avance ou recule un peu, l'autre avance et recule de même. Je prends pour modèle le pouls du bras qu'on tâte ordinairement; en l'examinant, on trouve deux pulsations qui se suivent, se succèdent constamment, et très-près l'une de l'autre, c'est-à-dire à deux ou trois lignes de distance chez l'adulte : l'une est toujours plus éloignée du cœur que l'autre.

J'appelle pulsation *antérieure*, la plus éloignée du cœur, et *postérieure*, la moins éloignée.

L'artère fait un mouvement en avant pour produire cette pulsation antérieure ; ensuite elle revient sur elle - même et produit l'autre , qui est moins éloignée du cœur. Si on tâte le pouls en divers endroits en même temps , on sent les pulsations *antérieures* se correspondre entr'elles , et les *postérieures* également.

Ces deux pulsations correspondent au mouvement du cœur ; *l'antérieure* correspond au mouvement de contraction du cœur ; la *postérieure* à son mouvement de dilatation.

On l'observe en mettant une main sur l'artère , et une autre sur le cœur : on le voit d'une manière bien manifeste sur les personnes attaquées d'anévrismes du cœur, parce qu'alors ses mouvemens sont plus sensibles.

C'est dans cette pulsation antérieure que les variations, les modifications de l'espace pulsant (qui font la base du système du docteur *Fouquet*) se font sentir.

Elles sont bien marquées dans le pouls capital, le nasal, le pectoral, l'hémorroïdal. Ce ne sont point ces modifications, mais bien le retour régulier d'un certain nombre de pulsations antérieures, qui me sert à distinguer les différens genres de pouls : la forme, la direction de ces pulsations, leur rapport entr'elles, servent à distinguer les espèces de chaque genre.

Je ne fais presque d'attention

qu'à cette pulsation antérieure ; si on veut compter l'autre, ce sera le double. J'ai suivi cette règle, parce qu'elle rend l'étude plus facile : la pulsation postérieure n'est pas toujours bien marquée, au lieu que l'antérieure est toujours bien sensible, bien distincte.

Le pouls varie dans les différens âges : dans l'enfant, il bat jusqu'à cent quarante fois par minute ; chez l'homme adulte, il bat de soixante-dix à soixante-quinze fois, selon la force, le tempérament des sujets ; chez le vieillard, il est lent. Le pouls naturel et parfait des adultes, est égal, mollet, souple, libre, point fréquent, point lent, se fait sans effort. Celui des vieillards

est beaucoup plus fort , plus dilaté , plur dur ; celui des enfans
est plus vif , plus serré , plus
pressé ; celui des femmes est en
général plus vif , plus approchant de celui des enfans et de
la jeunesse , que celui des hommes. Les pouls naturels des âges
qui se trouvent entre la jeunesse,
l'âge adulte et la vieillesse , se
ressemblent plus ou moins à pro-
portion qu'ils s'éloignent ou
qu'ils se rapprochent de l'un ou
de l'autre.

CHAPITRE III.

Du Pouls d'irritation et du Pouls critique.

Dans les maladies, le pouls se dérange de deux manières principales et directement opposées. De libre , dilaté , souple , mollet et assez plein qu'il est ordinairement dans l'état de santé , il devient fréquent , vif , dur , sec , pressé ; il se rapproche de celui des enfans. C'est ce qu'on appelle pouls *d'irritation*, pouls avec trop de sensibilité , nerveux , convulsif, non critique.

Ce pouls n'annonce pas d'excrétion critique. Il est très-ordinaire dans le commencement des maladies, et sur-tout des maladies nerveuses. Ce pouls exclut toute crise favorable ; mais s'il se dilate, s'il devient plus saillant, plein, fort, fréquent, développé, ramolli, c'est le pouls *critique*. Il précède les évacuations critiques ; il est toujours d'assez bon augure, pourvu qu'il se soutienne pendant un certain temps, qu'il vienne aux temps convenables.

Pour que la crise soit complète et heureuse, il faut que ce pouls la précède et accompagne les excrétions. S'il ne les précède pas, et si ces excrétions se font avec le pouls d'irritation, alors il y a tout à craindre. Les différentes parties du corps influent

sur le mouvement des artères ,
et par suite du cœur. Les parties
qui sont dans la même région ,
produisent des changemens qui se
ressemblent par un caractère général, mais qui diffèrent cependant par quelque petite particu-
larité. On le verra par la suite.
Je vais exposer les faits sans
entrer dans aucune discussion.

J'ai eu occasion de traiter un
homme attaqué d'anévrisme du
cœur. Le matin à jeûn, le pouls
était intestinal. Une main sur
l'artère du poignet, et une autre
sur le cœur, j'ai senti les mouvemens de l'un et de l'autre se
correspondre parfaitement. J'ai
observé la même chose après le
repas ; c'est-à-dire j'ai senti que
le cœur avait les mouvemens du

pouls stomacal. Dans les maladies, par exemple, de la tête,
de la poitrine, voit-on les mêmes
changemens, les mêmes variations dans les mouvemens du
cœur, que dans ceux de l'artère? Je ne l'ai point observé.
On trouve rarement des personnes qui veuillent se prêter à ces
sortes de recherches. C'est une
chose à vérifier.

CHAPITRE IV.

Division du Pouls. Marche et variation du Pouls chez l'homme et chez la femme dans l'état de santé.

LE pouls se divise en pouls supérieur ou sus-diaphragmatique,

c'est-à-dire qui indique la lésion des organes situés au-dessus du diaphragme ; savoir, de la tête et de la poitrine ; et en pouls inférieur ou sous-diaphragmatique ; c'est-à-dire des organes du bas-ventre.

Le pouls supérieur a pour caractère général d'être régulier de deux en deux pulsations antérieures.

Il se divise en pouls capital, nasal, guttural, pectoral. Ces sortes de pouls ont d'abord ces deux pulsations ; mais ensuite ils diffèrent les uns des autres par la forme et la direction de leurs pulsations.

Le pouls inférieur ou sous-diaphragmatique n'a point de caractère générique uniforme ;

seulement il a plus de deux pulsations.

Il y en a plusieurs genres qui
sont l'épigastrique, l'intestinal
et l'hypogastrique.

L'épigastrique est marqué par
trois pulsations antérieures; l'intestinal en a quatre, l'hypogastrique en a cinq.

Chacun de ces trois genres se
divise en plusieurs espèces.

L'épigastrique en stomacal,
hépatique et splénique; l'intestinal en intestinal proprement
dit, et en hémorroïdal. Chaque
espèce diffère l'une de l'autre
par la forme de leurs pulsations,
leur rapprochement.

Ces différens pouls se trouvent
ou simples, c'est-à-dire seuls;
ou composés, c'est-à-dire réunis

avec d'autres, alternans avec d'autres.

Il sera traité d'abord des pouls simples, et ensuite des composés.

Dans l'état de santé, quand tous les organes font bien leurs fonctions, on remarque un changement dans le pouls après le repas.

Alors le pouls est stomacal; il reste ainsi quatre heures et demie, cinq heures, pendant le temps de la digestion, qui est plus ou moins long, selon le tempérament de la personne.

Après cela il devient intestinal. Quand l'appétit revient au bout de quelque temps, le pouls redevient stomacal, ainsi de suite. L'appétit cessant sans être satisfait, le pouls redevient intestinal.

Si on a besoin d'aller à la selle pendant que le pouls est stomacal, pendant la digestion, alors il devient composé, c'est-à-dire il alterne avec l'intestinal. Peu de temps après qu'on a satisfait ce besoin, il reste stomacal jusqu'à la fin de la digestion.

Chez les femmes, dans le temps des règles et de la grossesse, le pouls prend le type ordinaire à ces fonctions.

Il n'y a que l'estomac, les intestins et la matrice, dont les fonctions naturelles modifient ainsi le pouls.

Les autres organes exécutent leurs fonctions sans y déterminer aucun changement. Ce n'est que dans le cas de maladie qu'ils donnent au pouls un type particulier.

CHAPITRE V.

Comment et dans quelles circonstances peut-on plus facilement distinguer le caractère des différentes. espèces de Pouls ?

Il faut tâter le pouls après le repas. Alors on le trouve régulier de trois en trois pulsations antérieures ; ces pulsations avancent vers l'extrémité artérielle , s'éloignent de plus en plus du cœur , la deuxième plus que la première, la troisième plus que la deuxième ; ensuite le mouvement postérieur devient plus grand, plus alongé, et la pulsation antérieure se fait sentir de nouveau au même endroit qu'avant, et continue la même marche.

Je prends pour modèle le pouls du bras. On sent deux pulsations qui se suivent, se succèdent continuellement : l'une est toujours plus près du poignet que l'autre. C'est celle-là que je nomme pulsation antérieure, à laquelle je fais uniquement attention, et que je compte seule. Si je les comptais toutes deux, ce serait le double.

Cette pulsation avance de plus en plus vers le poignet, la deuxième plus que la première, la troisième encore plus que la deuxième. Après cette troisième pulsation, qui est la plus près du poignet, le mouvement postérieur est plus grand, plus alongé, et la pulsation antérieure revient frapper au même endroit où elle s'était fait sentir auparavant, c'est-à-dire lors de la première pulsation d'avant, et recommence la même marche ; de sorte que chez les adultes il y a au moins trois à quatre lignes de distance entre la première pulsation antérieure et la troisième. On sent cela bien mieux sur des hommes grands et forts, parce que les espaces entre les pulsations sont plus grands, les pulsations plus marquées, plus distinctes, et par là plus faciles à reconnaître.

Ce pouls stomacal ou de la digestion dure ordinairement de quatre heures et demie à cinq heures, selon le tempérament de la personne ; après cela il devient intestinal.

Le pouls intestinal se fait sentir de la même manière que le stomacal, excepté qu'au lieu de trois pulsations il y en a quatre.

Il est bien développé quand on a besoin d'aller à la selle ; il se manifeste dès que le besoin se fait sentir, et il dure encore un peu après qu'il est satisfait.

Le pouls hypogastrique est régulier de cinq en cinq pulsations.

Il se divise en pouls de la matrice ou *utérin*, et celui de la vessie.

Le pouls utérin a lieu à l'approche des règles. Il est régulier de cinq en cinq pulsations.

Il a la même marche que le stomacal, excepté qu'au lieu de trois pulsations il y en a cinq. Il en est de même pour celui de la grossesse. Il est régulier de cinq en cinq pulsations, comme celui des règles. Il paraît dès les premiers jours de la conception, peut-être même au premier instant. Il se développe ensuite, devient plus plein à mesure qu'elle avance. L'irritation des parties sexuelles détermine aussi le pouls utérin.

Le pouls vésical a cinq pulsations antérieures comme l'utérin.

Il a lieu quand on souffre pour avoir retenu trop long-temps ses urines.

Pour les pouls supérieurs, voici les circonstances dans lesquelles ils sont bien développés.

Le Pouls capital.

Quand une personne a un violent mal de tête causé par le sang qui s'y porte, on sent le pouls régulier de deux en deux pulsations antérieures; l'une est parallèle à l'axe du bras; l'autre se fait comme un rebondissement; dès le commencement de cette pulsation, l'artère s'enfonce un peu dans l'intérieur du bras, et ensuite se meut de dedans en dehors dans une direction oblique, par rapport à l'axe du bras, et même approchant de la perpendiculaire. L'espace pulsant de l'artère se présente sous la forme d'une petite pyramide arrondie qui frappe le doigt. C'est cette pulsation qu'on nomme rebondissante. Elle est plus rapprochée du cœur que l'autre.

Dans l'hémorragie du nez, on voit le pouls *nasal* développé ; dans le mal de gorge avec expectoration, le *guttural* ; dans la toux catharrale avec expectoration facile, abondante, le *pectoral* développé.

Chez les enfans on trouve la même chose. Le pouls éprouve les mêmes changemens ; mais il faut être très-exercé pour le reconnaître. Celui qui saura bien les distinguer, aura beaucoup de facilité pour connaître promptement leurs maladies. *Bordeu* avoue qu'il ne pouvait pas appliquer sa méthode au pouls des enfans. Il est vrai que ce n'est pas très-facile ; mais la plus grande difficulté, c'est de les faire tenir tranquilles assez de temps pour pouvoir le bien examiner.

Il est essentiel de chercher à connaître les pouls simples dans les circonstances dont je viens de parler. C'est là qu'on apprend à en saisir le véritable caractère. Il sera facile après cela de distinguer les pouls composés.

Ces connaissances peuvent être très-utiles pour la médecine vétérinaire. Il est vrai que le pouls seul ne suffit pas pour juger des maladies. On commettrait souvent de grandes erreurs si l'on se contentait d'examiner ce seul symptôme. Mais il est très-utile pour éclairer le diagnostic.

CHAPITRE VI.

Du Pouls supérieur.

LE pouls supérieur a lieu dans les affections des organes situés au-dessus du diaphragme, c'est-à-dire, de la poitrine et de la tête.

Il a pour caractère générique, d'être régulier de deux en deux pulsations antérieures. Ses différentes espèces sont, le pouls ca-

pïtal, nasal, guttural et pectoral.

Du Pouls capital.

Il annonce une irritation por-
tée à la tête.

Il est composé de deux pulsations antérieures, dont l'une est
presque parallèle à la direction
du bras ; l'autre moins éloignée
du cœur (ou bien moins avancée
vers le poignet), est rebondissante ; dès le commencement de
cette pulsation, l'artère s'enfonce dans le bras, ensuite se
meut dans une direction oblique
de dedans en dehors, et presque
perpendiculaire à l'axe du bras,
quand il est très-prononcé. L'espace pulsant de l'artère se présente sous la forme d'une petite

pyramide arrondie qui frappe le doigt.

Le pouls capital n'a lieu que dans les affections idiopathiques, c'est-à-dire, propres de la tête, et non dans les sympathiques, c'est-à-dire, qui dépendent du rapport de la tête avec une autre partie. On le voit dans la fièvre inflammatoire, quand l'irritation se porte au cerveau. Il n'a pas lieu dans la fièvre bilieuse simple, qui est presque toujours accompagnée de céphalalgie sus-orbitaire, parce que cette douleur de tête n'est que sympathique de l'irritation de l'estomac, excepté dans quelques cas assez rares, où le mal de tête est très-violent. Il a lieu dans la fièvre maligne et ses complications,

dans la fièvre continue avec symp-
tômes dangereux à la tête.

J'ai vu une dame, âgée de quarante ans, nerveuse, atta-quée d'une fièvre maligne rémit-tente tierce, dont le symptôme dangereux était une douleur de tête violente, avec soubresauts dans les tendons pendant l'accès. Au cinquième accès, elle avait le pouls capital bien prononcé, douleur de tête violente, agita-tion; l'accès fini, le mal de tête était passé. Je lui ai fait prendre le quinquina à dose suffisante, l'accès n'est pas revenu. J'ai con-tinué pendant plusieurs jours, et la maladie s'est terminée heu-reusement.

Un jardinier, âgé de trente-huit ans, de forte constitution, est attaqué d'une fièvre continue, compliquée de céphalalgie violente et dangereuse : pouls fréquent, fort, dur, capital, mal de tête violent, figure rouge, délire léger par intervalle, grande soif. Une forte saignée du bras le soulage, diminue la fièvre, le mal de tête. Le troisième jour, embarras gastrique ; un purgatif détermine des selles abondantes. Le quatre, retour de la fièvre avec mal de tête violent. J'employai le spécifique à dose convenable, et il eut tout le succès qu'on en pouvait attendre. Le neuf, guérison.

Je connais une personne qui, quand elle a bien faim, a mal à la tête, au front, et non à l'estomac. Cependant le pouls est stomacal, et non capital ; on trouve le pouls capital dans la frénésie idiopathique, la manie, l'épilepsie, l'apoplexie. Le célèbre *Dehaën* assure qu'il est souvent très-difficile de découvrir si une épilepsie est réelle ou feinte. Une jeune fille (dit cet observateur) qui a ouï-dire que le mariage a quelquefois guéri l'épilepsie, joue cette maladie pour qu'on la marie ; un mendiant de profession en fait autant, pour exciter la commisération du public ; des jeunes gens, pour se soustraire aux écoles, au service. Il n'est pas nécessaire d'exposer les malades à quelques douleurs violentes ou à quelques grands dangers pour connaître la fourberie : l'absence du pouls capital, pendant l'accès, en est une preuve certaine. On trouve encore le pouls capital dans l'hystérie, lorsque l'irritation nerveuse se porte à la tête. -

J'ai vu une personne, dans un accès d'hystérie, qui avait des douleurs nerveuses qui variaient beaucoup, changeaient souvent de place; tantôt dans le ventre, tantôt à la poitrine, à la gorge, puis revenaient à l'estomac, à l'utérus, delà à la tête, au nez. Le pouls variait comme la douleur nerveuse, et en moins de dix minutes je l'ai vu intestinal, puis pectoral, guttural, stomacal, utérin, capital, nasal. Quelquefois le pouls était composé, capital et nasal, capital et pectoral, quand la douleur avait lieu dans ces diverses parties en même temps ; c'est-à-dire, ces pouls alternaient, ils étaient serrés, vifs, concentrés, comme c'est ordinaire dans les affections nerveuses.

Quand la goutte se porte à la tête, il est encore capital.

Un homme âgé de soixante ans, avait une plaie à la partie supérieure de la région temporale droite, avec fièvre, douleur de tête considérable ; le pouls était capital. Ainsi les coups violens à la tête, rendent le pouls capital.

Une dame, âgée de soixante-quatre ans, me consulte : je lui trouve le pouls capital et nasal, et je lui dis qu'elle a mal à la tête et au nez : elle m'avoue qu'elle souffre en effet de la tête, et qu'elle a saigné du nez environ deux heures auparavant.

CHAPITRE VII.

Du Pouls nasal.

LE pouls nasal est celui qui indique que les humeurs se portent vers les vaisseaux du nez. Les évacuations du nez ne sont pas toujours sanguinolentes ; elles sont souvent muqueuses. Le pouls nasal indique ces deux espèces d'évacuations.

Il a pour caractère, d'être régulier de deux en deux pulsations antérieures, l'une parallèle au bras ; l'autre moins éloignée du cœur (ou moins avancée vers le poignet), est rebondissante comme dans le capital ; mais le mouvement postérieur suivant, est dur, saillant. C'est ce mouvement postérieur, dur, saillant, qui le distingue du capital.

Il est bien prononcé dans le cas d'hémorragie du nez, ou de disposition à cette affection.

Pour en saisir le caractère, il faut tâter en même temps le pouls de deux personnes, dont l'une a une hémorragie du nez, l'autre un violent mal de tête causé par le sang qui s'y porte.

Si le pouls nasal est dur, plein, rebondissant avec vivacité, et se soutient ainsi un certain temps, il sera presque toujours suivi d'un saignement de nez, sur- toutsi on ne fait pas des remèdes propres à interrompre ou à détourner cet effort.

Quand il annonce une excrétion muqueuse, il est moins dur, moins plein, rebondissant avec moins de force; les coups, les chûtes violentes sur le nez, rendent le pouls nasal. Il est presque toujours avec irritation, rarement critique. Le saignement de nez arrive souvent au commencement des maladies, l'excrétion muqueuse le plus souvent vers la fin. Ainsi cette évacuation muqueuse est souvent critique, tandis que le saignement de nez n'est le plus souvent que symptômatique.

Les hémorragies du nez sont quelquefois mortelles : j'ai vu des personnes qui, malgré tous les secours, y ont succombé. Quand il arrive des saignemens de nez aux jeunes gens à l'époque de la puberté, aux jeunes filles à la suite de suppression, le pouls est nasal avant cette évacuation, pendant qu'elle a lieu et encore un peu après. Quelquefois dans une maladie, le pouls nasal n'est suivi d'aucune excrétion.

CHAPITRE VIII.

Du Pouls pectoral.

IL se manifeste dans toutes les affections de poitrine, la toux catharrale, la pleurésie, la péripneumonie, la phthisie, les plaies de cette région, etc.

3

Il est régulier de deux en deux pulsations antérieures, l'une parallèle au bras, l'autre plus éloignée du cœur se termine plus près du poignet, dans une direction un peu oblique, par rapport au bras, et en finissant l'espace pulsant de l'artère, se développe, s'élargit, se gonfle, s'élève un peu, paraît sous les doigts comme une petite montagne unie, bien figurée et un peu mollette, l'une et l'autre extrémités de l'artère se mouvant au niveau de leur plan, et sous la forme ordinaire ou naturelle; en sorte que le profil supérieur de l'artère décrit une espèce d'arc. (*Description du doct. Fouquet.*) Il semble ondulant.

Lorsqu'il y a beaucoup d'irritation, chaque pulsation est serrée, concentrée; lorsqu'il y en a peu, les pulsations sont plus développées. Quand il y a expectoration facile, abondante, chaque pulsation est pleine, développée, semble se terminer par un renflement ovoïde.

On dit ordinairement qu'il ne faut pas s'en rapporter au pouls dans la fluxion de poitrine, parce qu'il trompe.

On ne doit pas se diriger d'après ce seul symptôme. On juge de l'intensité de cette maladie d'après l'oppression; mais le pouls est plus ou moins serré, concentré, selon le degré d'oppression.

Un ouvrier âgé d'environ cinquante ans, de forte constitution, d'un tempérament bilieux, sanguin, adonné au vin depuis environ dix ans, est atteint de péripneumonie. Quatre saignées copieuses de quatre palettes chaque, ne diminuent pas l'oppression.

Le quatre, pouls pectoral très-serré, concentré, grande oppression, soif considérable: une cinquième saignée de trois palettes ne le soulage pas, presque même étouffement qu'avant. Alors large vésicatoire sur le côté douloureux. Il me demande en grâce de le laisser boire un verre d'eau fraîche. Je le lui accorde. Il en boit trois grands verres de suite, avec le plus grand plaisir. Je lui conseille de boire un verre de tisane tous les quarts-d'heure. Il boit dans la journée huit pintes

de boisson. La nuit, encore étouffement.

Le cinq , six pintes de tisane ;
un peu mieux.

Le six , il en boit cinq pintes.
Grande diminution de l'oppression , grand soulagement. Le
pouls pectoral se développe. Les
crachats ne sont plus sanguino-
lens ; ils commencent à venir
aisément.

Le sept , embarras gastrique,
envie de vomir , oppression plus
grande. Pouls pectoral compliqué du stomacal , avec léger sautillement. Un grain d'émétique
dans un verre d'eau fait rendre
beaucoup de bile et de mucosités
gastriques. Soulagement.

Le neuf, pouls pectoral compliqué de l'intestinal ; les lave-

mens et les laxatifs entretiennent et excitent les évacuations du bas-ventre. L'expectoration devient facile, abondante ; les selles viennent en grande quantité. La maladie se termine le quatorze. Le pouls s'est développé à mesure que l'oppression a diminué, et que l'expectoration s'est manifestée.

Les saignées plus mutipliées n'auraient pas appaisé l'oppression ; il n'y avait que la boisson abondante qui pût appaiser l'irritation causée depuis long-temps par l'abus du vin et de l'eau-de-vie.

Je crois que dans les inflammations de poitrine et des autres viscères, après les saignées convenables et le vésicatoire (s'il en est besoin), la boisson abondante est un remède efficace. Quand on voit dans une fluxion de poitrine , le pouls pectoral développé , annonçant la crise par les crachats , il faut alors s'abstenir scrupuleusement de saigner , et ne pas donner de purgatifs forts , parce que ces remèdes dérangent facilement le pouls , la crise.

~~~~~~~~~~~~~~~~~~

CHAPITRE IX.

Du Pouls guttural.

LE pouls guttural , ou des affections de la gorge , est caractérisé par deux pulsations antérieures , dont l'une est parallèle au bras , l'autre est plus éloignée
~~~~~~~~~~~~~~~~~~

du cœur, ou se termine plus près du poignet, dans une direction oblique relativement à l'axe du bras, mais moyenne entre celle du pectoral et du nasal. Il est moins mou, moins plein que le pectoral : il lui ressemble beaucoup. Il semble intermédiaire entre le nasal et le pectoral.

Les pouls nasal et capital ont une différence marquée d'avec le guttural et le pectoral.

Dans les premiers, la pulsation rebondissante est moins éloignée du cœur que celle qui est parallèle au bras; tandis que dans le guttural et le pectoral, c'est le contraire.

Quand il y a beaucoup d'irritation avec fièvre, il est dur, serré. Si la maladie se termine par une excrétion muqueuse, facile, il se développe.

~~~~~~~~~~~~~~~~~~~~~~~~~~~~~~~~

CHAPITRE X.

Du Pouls inférieur ou sous-diaphragmatique, et de ses différentes espèces.

LE pouls inférieur est très-facile à connaître : son caractère est d'avoir plus de deux pulsations antérieures. Il se divise naturellement en pouls épigastrique, pouls intestinal, et pouls hypogastrique.

Le pouls épigastrique est régulier de trois en trois pulsations antérieures ; l'intestinal, de quatre en quatre ; l'hypogastrique, 3...
~~~~~~~~~~~~~~~~~~~~~~~~~~~~~~~~

de cinq en cinq. Ces pulsations s'éloignent de plus en plus du cœur, la deuxième plus que la première, la troisième plus que la deuxième, la quatrième plus que la troisième, la cinquième plus que la quatrième ; ensuite le mouvement postérieur est plus grand, plus alongé que les précédens ; il revient à l'endroit où il s'était fait sentir auparavant, et l'artère recommence de nouveau dans le même ordre, le même nombre de pulsations.

Ces signes sont aisés à reconnaître et à retenir. Ils sont les mêmes chez tous les hommes ; dans l'enfant comme dans l'adulte et le vieillard.

CHAPITRE XI.

Du Pouls épigastrique et de ses différentes espèces.

CE pouls est caractérisé par trois pulsations.

Il se divise en pouls stomacal, hépatique et splénique.

Du Pouls stomacal.

Il est marqué par trois pulsations antérieures qui s'éloignent de plus en plus du cœur, (ou bien qui s'avancent de plus en plus vers le poignet.)

La seconde est légèrement rebondissante. Il a lieu aussitôt après qu'on a mangé, qu'on a pris quelque liquide, un bouillon.

Il est d'autant plus plein, qu'on a pris plus d'alimens.

Il reste ainsi pendant environ quatre heures et demie ou cinq heures chez l'homme adulte. C'est pendant ce temps-là que se fait la digestion stomacale. Dans l'enfant il ne dure pas si long-temps dans cet état. La digestion est plus prompte. Après cela il devient intestinal. Dans le cas de douleur, d'irritation d'estomac, d'inflammation de ce viscère, il est petit, serré.

Une demoiselle âgée de dix-huit ans, de faible constitution, tempérament nerveux, se sent vers trois heures du soir mal à son aise, mal au cœur, envie de vomir ; le pouls était stomacal , mais chaque pulsation était sautillante , légèrement rebondissante, (elle n'avait pas mangé depuis huit heures du matin.) Je lui fais prendre deux grains d'émétique en trois verres d'eau, qui la font vomir abondamment. Le lendemain , douleur vive à l'estomac, pouls stomacal, mais serré , concentré. Potion calmante ; douze gouttes de laudanum dans un verre d'eau sucrée. Au bout de huit minutes, cessation de la douleur, le pouls revient à l'état naturel. Le surlendemain , nulle douleur d'estomac, mais la bouche est mauvaise, pâteuse ; un purgatif léger l'a fait beaucoup évacuer.

Dans le cas de douleur nerveuse à l'estomac, le pouls est serré, concentré : le malade sent un resserrement dans cet organe. Alors les calmans conviennent. Le pouls stomacal avec sautillement s'observe quelquefois dans le commencement des maladies. Sa présence dans tous les temps de la maladie favorise l'effet de l'émétique et peut servir d'indication certaine pour le placer.

Le vomissement termine rarement ces maladies. Dans les maladies chroniques de l'estomac, telles qu'obstruction, squirre, cancer, le pouls est habituellement stomacal.

Du Pouls hépatique ou du foie.

Le pouls hépatique a, comme

le stomacal, trois pulsations ; mais elles sont dures, serrées, concentrées, bien plus rapprochées les unes des autres que dans le stomacal. Il est plus sensible du côté droit que du côté gauche. Il a lieu dans les embarras du foie, la jaunisse, l'inflammation, le squirre de ce viscère. Il est presque toujours compliqué d'irritation. Cependant il se développe un peu quand il se fait quelque mouvement critique dans le foie ; quand la maladie veut se terminer par une secrétion abondante de bile, il est alors combiné avec l'intestinal. Il faut favoriser cette crise par des apéritifs. Des médecins ont pris une maladie du foie pour une affection de poitrine.

Il sera facile de les distinguer par le nombre des pulsations. Le pouls pectoral en a deux, l'hépatique en a trois.

Du Pouls splénique.

Je n'en ai encore vu qu'un exemple. Il est caractérisé, comme le stomacal, par trois pulsations antérieures ; mais elles sont plus écartées les unes des autres que dans le stomacal, plus molles. Aucune n'est rebondissante. Il est toujours avec irritation. La douleur de l'hypochondre gauche l'accompagne toujours.

CHAPITRE XII.

Du Pouls intestinal.

LE pouls intestinal est marqué
par quatre pulsations antérieures,
qui s'éloignent de plus en plus
du cœur, (ou qui s'avancent de
plus en plus vers le poignet),
et qui sont séparées par des intervalles égaux. Après la quatrième
pulsation, le mouvement postérieur est plus grand, plus alongé,
la pulsation antérieure revient,
se fait sentir au même endroit
qu'avant, et recommence la
même marche.

Ce pouls commence quatre
heures et demie ou cinq heures

après qu'on a mangé ; il dure ainsi jusqu'à ce que l'appétit revienne. Quand on a besoin d'aller à la selle il se développe ; il est plus plein, plus grand. Quand le besoin est satisfait, il revient à son état antérieur.

Lorsqu'il il y a irritation des intestins, il est petit, serré. On le voit ainsi dans l'inflammation des intestins, dans les coliques bilieuses, les diarrhées avec irritation, etc.

Quand il est plein, développé, il annonce une abondance de matières intestinales ; ainsi qu'on l'observe dans l'embarras intestinal.

Dans les maladies aiguës, le pouls intestinal, plein, développé, annonce une disposition aux évacuations alvines. S'il continue dans cet état deux, trois jours de suite, avec borborigmes, alors les évacuations auront lieu très-prochainement.

Quand elles sont critiques, le pouls est développé, plein, pendant les évacuations, jusqu'à la fin de la maladie.

Le pouls intestinal développé, avec sautillement, annonce des évacuations prochaines.

En général, le pouls excréteur critique est toujours un pouls développé. Dans les fièvres putrides, malignes, on voit le météorisme du ventre causé par l'abondance de matières excrémentitielles, accompagné du pouls intestinal développé, et par là indiquant précisément la cause du mal. Il faut alors employer les purgatifs toniques.

Quand il survient dans une maladie des évacuations alvines, sans que le pouls intestinal soit développé, alors ces évacuations ne sont que symptômatiques et non critiques. Le pouls intestinal développé, dans les maladies aiguës, indique l'emploi des purgatifs, mais légers, car dès purgatifs forts causeraient des super-purgations. Cette espèce de pouls est très-intéressant à connaître; comme les intestins sont souvent le foyer des causes des maladies, le siège ordinaire des excrétions critiques, on a fréquemment occasion d'en tirer des indications pour la pratique.

Il indique l'embarras du bas-ventre, et en même temps les remèdes qui conviennent ; savoir, les purgatifs. Des personnes ont la langue peu chargée, mais sèche au fond, et peu d'appétit ; en même temps le pouls intestinal plein. Les purgatifs les guérissent promptement.

J'ai vu un septuagénaire, homme de lettres de profession, menant une vie sédentaire, constipé depuis quelque temps, atteint d'une disposition à paralysie. Diminution de la mémoire, des facultés intellectuelles, un peu de difficulté de se mouvoir, de parler ; langue embarrassée, peu chargée, mais pouls intestinal, plein, développé. Quatre lavemens laxatifs et un autre purgatif ont produit des évacuations abondantes. Dès le soir, il est bien à son aise. Deux médecines et la rhubarbe en poudre achèvent de le guérir.

L'émétique donné dès le premier jour n'aurait pas produit un bien-être si prompt. Les lavemens et les purgatifs étaient le remède convenable. Le pouls l'indiquait d'une manière certaine.

J'ai vu une dame âgée d'environ soixante ans, attaquée d'inflammation de bas-ventre depuis trois semaines. Malgré l'emploi de tous les moyens antiphlogistiques les plus relâchans, bains de siège, lavemens, cataplasmes émolliens, boissons délayantes, la maladie continuait toujours, et elle se sentait très-faible. Inquiète de sa position , elle me consulte. Je lui trouve le pouls intestinal développé , annonçant des évacuations alvines prochaines. Je la tranquillise sur son état. Je lui annonce que sa maladie va bientôt se terminer par des selles. Je lui fais donner des lavemens avec deux onces de manne. Il est survenu des évacuations copieuses qui ont continué plusieurs jours , et ont déterminé une prompte guérison.

Il n'est aucun praticien qui n'ait des occasions fréquentes de faire de pareilles observations. Il peut les vérifier en peu de temps. Il est inutile d'en rapporter davantage.

CHAPITRE XIII.

Du Pouls hémorroïdal.

C'EST une espèce de pouls intestinal. Il a, comme lui, quatre pulsations antérieures. Mais ce qui l'en distingue, c'est que les pulsations sont dures, un peu serrées ; elles se terminent par un renflement qui a beaucoup de rapport avec celui du pectoral, et qui augmente de plus en plus depuis la première pulsation jusqu'à la quatrième.

Quand il est plein, développé, avec léger sautillement, il annonce une hémorragie prochaine.

Il indique l'irritation, l'engorgement des vaisseaux hémorroïdaux. *Bordeu* dit qu'il y a souvent beaucoup de difficulté à le distinguer du pouls des règles.

D'après ma méthode c'est très-facile. Le pouls des règles a cinq pulsations, tandis que celui des hémorroïdes en a quatre. Des personnes d'un tempérament sanguin, mélancolique, sont sujettes à un flux hémorroïdal. Quelques jours avant, le pouls l'indique. Un peu après l'écoulement, le pouls revient à son état ordinaire.

Une personne a des hémorroïdes externes, douloureuses, grosses comme une noix, le pouls hémorroïdal développé. Six sangsues appliquées sur les hémorroïdes mêmes, font rendre beaucoup de sang. Ensuite demi-bains. L'irritation du bas-ventre cesse, le pouls devient libre, relâché. Les hémorroïdes disparaissent, et le pouls revient à son état naturel.

Le flux hémorroïdal est rouge ou muqueux. Lorsqu'il est muqueux, le pouls est moins plein, moins développé que quand il est rouge.

CHAPITRE XIV.

Du Pouls des urines.

Dans l'état de santé, l'excrétion des urines ne détermine aucun changement dans le pouls. J'ai vu une personne attaquée de diabètes pendant deux ans ; je n'ai jamais remarqué rien de particulier dans son pouls, quant au nombre et à la forme des pulsations. Il faudrait l'examiner dans le moment où les malades rendent beaucoup d'urines; peut-être trouverait-on quelque chose de particulier. Selon *Bordeu*, le pouls de l'excrétion critique des urines a plusieurs pulsations moindres les unes que les autres, et qui vont en diminuant jusqu'à se perdre, pour ainsi dire, sous le doigt. Il semble que ce pouls soit l'inverse de celui de la sueur.

CHAPITRE XV.

Du Pouls de la sueur.

LE pouls de la sueur, qu'on peut appeler pouls de l'organe cutané, est caractérisé, comme le pouls intestinal, par quatre pulsations antérieures qui s'éloignent du cœur en s'avançant de plus en plus vers l'extrémité de l'artère (ou vers le poignet), en s'élevant graduellement les unes au-dessus des autres, excepté la troisième qui est moins élevée et moins avancée que la seconde. Les pulsations sont pleines, souples, développées, fortes; la quatrième, c'est-à-dire la plus éloignée du cœur (ou la plus près du poignet), s'élève et se dilate plus près que les autres. *Galien* disait que le pouls de la sueur était plein, souple, ondulant. Ce caractère convient plutôt au pectoral qu'à celui de la sueur.

Lorsqu'il est bien critique, il est constamment plein, souple, développé, fort, et dure ainsi plusieurs jours. Si les sueurs ne sont que symptômatiques, alors le pouls est compliqué avec celui d'irritation.

Les sueurs critiques arrivent sur la fin des maladies aiguës, dans les jours marqués pour les signes d'une bonne coction.

La sueur qui arrive à un fébricitant sans que la fièvre cesse, est un mal, puisqu'elle signifie que la maladie sera longue. (*Hippoc.*, Aph. 56, sect. 4.)

Je parle du pouls de la sueur après avoir décrit l'intestinal et l'hémorroïdal, parce qu'il a beaucoup de rapport avec eux par le nombre très-régulier de ses pulsations : cependant il est facile de l'en distinguer, parce que ses pulsations s'élèvent graduellement les unes au-dessus des autres.

CHAPITRE XVI.

Du Pouls hypogastrique.

CE pouls a pour caractère d'être régulier de cinq en cinq pulsations. Il se divise en pouls de la matrice et pouls de la vessie.

Du Pouls de la matrice.

La secrétion des règles, la grossesse, se manifestent par un pouls particulier. Il est marqué par cinq pulsations antérieures qui se suivent, se succèdent à des intervalles égaux, comme dans l'intestinal ; s'éloignent du cœur en s'approchant de plus en plus de l'extrémité artérielle ou bien du poignet, lorsqu'on tâte le pouls du bras. Il paraît un peu avant les règles, persiste pendant leur écoulement, et dure encore environ vingt-quatre heures après.

Il est fort utile de le connaître ;

car on ne doit rien faire qui puisse troubler les règles. Il est de la plus grande importance que cette fonction se fasse bien chez les femmes. Son dérangement est une cause fréquente de leurs maladies.

Quand les règles sont sur le point de paraître, il ne faut donner aucun médicament actif, tel qu'un vomitif, un purgatif, etc., que le pouls ne soit revenu à l'état naturel.

Ce n'est que dans le cas où une personne attaquée d'une fièvre intermittente dangereuse, serait menacée d'un accès funeste. Alors si cette personne se trouvait à l'approche de ses règles, et qu'il y eût danger d'attendre qu'elles fussent passées pour couper la fièvre, il faudrait de suite saigner et donner le fébrifuge. Par cette saignée on empêche les mauvais effets d'une suppression des règles, et on coupe ensuite la fièvre sans crainte.

Il y a des femmes chez lesquelles les règles durent huit jours. Elles cessent le troisième, le quatrième jour, pour reparaître le sixième. Pendant ce temps-là, le pouls conserve toujours le même type.

Une demoiselle âgée de quarante-quatre ans, nerveuse, sanguine, éprouvait de fortes coliques depuis environ quatre heures. Elle était sujette à cette indisposition avant ses règles. Je lui trouve le pouls régulier de cinq en cinq pulsations, plein, et avec un peu d'irritation. Je lui dis de se mettre les pieds dans l'eau, et que ses règles vont paraître. Au bout d'un quart-d'heure de bain, les règles coulent abondamment, et les coliques cessent.

Il n'est pas toujours aisé de décider par l'état du pouls, si les règles approchent, ou si elles paraissent actuellement, ou si elles ont fini depuis peu. Ce n'est que par l'usage qu'on peut parvenir à quelque précision là-dessus.

Ce pouls a également lieu dans les pertes utérines. Il en annonce l'approche, il persiste pendant l'écoulement, et encore un peu après, comme dans les règles.

J'ai toujours observé cette espèce de pouls dans la grossesse, même dès les premiers jours. Les pulsations sont petites; mais elles se développent à mesure qu'on approche du terme de l'accouchement.

Il faut être bien circonspect dans son jugement, relativement à la grossesse.

Je fus un jour voir une jeune fille, âgée de dix-huit ans. Elle n'était plus dans ses règles, elles étaient passées depuis huit jours. Je lui trouvai le pouls régulier de cinq en cinq pulsations. Je soupçonnai d'abord qu'elle était grosse; mais dès la seconde visite, je vis qu'elle était histérique. Elle éprouvait un peu de douleur dans la région de la matrice; ce qu'elle n'avait pas voulu m'avouer. Le pouls était un peu fréquent, nerveux ; un peu plein, annonçant une pléthore sanguine. Une saignée, les sangsues à la vulve, des bains, des boissons rafraîchissantes, le petit-lait, etc. en abondance, l'ont guérie assez promptement.

Le pouls de la matrice a cessé au bout d'un mois, en même temps que l'irritation de cet organe.

Pour juger qu'une femme est grosse, et d'après l'état du pouls, il faut être sûr que les règles sont passées au moins de deux ou trois jours, qu'il n'y a point de maladie de matrice, que la personne n'est pas dans un état d'histérie avec sensibilité de ce viscère ; de plus, qu'elle n'a pas de douleur à la vessie : car les affections de cet organe donnent au pouls cinq pulsations comme la grossesse ; l'irritation même des parties génitales externes donne au pouls le même type. Cette espèce de pouls a lieu dans toutes les affections de la matrice, les irritations, engorgemens, squirres, cancers, tumeurs, etc.

Pouls de la Vessie.

Cette espèce de pouls n'a lieu que dans le cas d'irritation de cet organe. Il a, comme celui de la matrice, cinq pulsations ; mais il est petit, serré, comme dans le pouls d'irritation. Une personne a-t-elle la pierre ? souf-

cite que quelques-uns; il serait trop long de les rapporter tous.

2.º *Combinaison des Pouls supérieurs avec les inférieurs.*

Le pectoral alterne avec celui de la sueur, quand il y a toux catharrale, fluxion de poitrine avec sueur.

Après le repos, le pouls est toujours stomacal. Une personne qui a une grande douleur de tête, ou du nez, ou de la gorge, ou de la poitrine, avec pouls capital, ou nasal, ou guttural, ou pectoral, vient-elle à manger quelque chose, alors le pouls qui était avant simple, devient composé; il alterne avec le stomacal.

Une entérite aiguë veut-elle se terminer par la sueur, une hémorragie ou une autre évacuation? Le pouls intestinal ordinaire à cette maladie, se complique avec celui qui est propre à ces secrétions. Il en est de même de toutes les autres complications. J'en ai vu quelquefois trois réunies ; mais c'est extrêmement rare, elles ne durent pas long-temps.

3.º *Pouls inférieurs combinés entr'eux.*

Une femme dans ses règles vient de manger ; le pouls des règles alterne avec le stomacal.

A-t-elle en même temps mal

au foie ? ou bien a-t-elle la diarrhée, ou des hémorroïdes? Alors
le pouls de la matrice alterne
avec celui qui est propre à cha-
cune de ces différentes affections.

Il faut être très-habitué à saisir
le caractère des pouls simples,
avant de pouvoir connaître les
pouls composés.

Dans les maladies aiguës, on
distingue trois états ou degrés :
le premier degré ou le commencement ; le second ou l'augmen-
tation, ou le milieu de la maladie ; le troisième, ou la fin, la
crise, le jugement, la coction.
Le médecin observe dans ces
trois états, les variations du
pouls.

Au premier degré, il trouve
le pouls d'irritation, serré, assez

dur; au deuxième, il l'est un peu moins; au troisième, il se développe, la maladie diminue, la crise s'opère, et la maladie cesse. Il en est de même dans les maladies chroniques.

CHAPITRE XVIII.

En quel temps de la maladie doit-on attendre les excrétions annoncées par le Pouls?

Si dans une maladie le pouls devient intestinal développé, qu'il continue ainsi constamment un jour entier, les selles arriveront le quatrième jour d'après. Il faut qu'il soit développé, et constant dans son développe-

ment un jour entier. Moins il
est constant dans ce développe-
ment, plus la crise se fera tard :
au contraire, plus il sera constant, plutôt elle se fera.

Quelquefois le pouls reste un
jour entier intestinal, et après
cela la crise se fait par les crachats : alors elle se fait aussi en
partie par les selles, mais plus
tard.

Si deux pouls excréteurs exis-
tent en même temps bien développés pendant vingt-quatre
heures, la crise se fait en même
temps par les deux émonctoires
qu'annonce le pouls. Si l'un est
plus fort, plus développé que
l'autre, l'excrétion, annoncée
par le pouls plus fort, arrive
avant celle qui est annoncée par

le moins fort et le moins constant. Ainsi, par exemple, si le
pouls est en même temps pectoral et intestinal, développé pendant un jour entier, la crise se
fera en même temps quatre ou
sept jours après par les crachats
et les selles, à moins qu'il ne
survienne quelque révolution ex-
traordinaire.

Si le pouls pectoral est plus
fort, plus développé que l'intestinal, la crise commencera par
les crachats.

Si alors on vient à purger for-
tement le malade, le purgatif
rend le pouls intestinal plus fort,
détermine la crise par les intestins, mais celle de la poitrine
n'en est presque jamais que dif-
férée. Si l'on purge trop, si l'on

affaiblit trop le malade , la maladie dure plus long-temps ; la crise , par les crachats , a de la peine à s'établir en son temps , elle se fait lentement , difficilement.

Quelquefois les pouls pectoral et intestinal sont tellement disposés , que l'un se présente au commencement et l'autre à la fin de chaque redoublement ; alors les évacuations qu'ils annoncent suivent à-peu-près le même ordre jusqu'à la fin de la maladie.

J'ai vu , dans les fièvres malignes , survenir le pouls pectoral, et être suivi de quelqu'expectoration ; bientôt après succéder le pouls intestinal, et être suivi également de son excrétion propre ;

la maladie se passait dans ces alternatives.

Les excrétions critiques n'arrivent ordinairement que vers les derniers temps, et l'espèce de pouls qui les annonce, les précède de quatre, sept ou douze jours à-peu-près.

C'est pourquoi, en pronostiquant quelqu'évacuation, il ne faut point déterminer le jour, mais se contenter d'avancer qu'elle arrivera tel ou tel jour.

J'ai vu une personne attaquée d'une fièvre inflammatoire bilieuse, avoir le onze, le pouls intestinal développé, et la crise par les selles ne survenir que le vingt-un. Si le pouls reste intestinal deux, trois jours de suite, alors les évacuations alvines sont

proches. Rien n'annonce si l'é-
vacuation doit être abondante
ou non. Les excrétions peu abondantes ne sont pas bien critiques.

Ce que j'ai dit des pouls pectoral et intestinal , peut être ap-
pliqué à toutes les autres espèces
de pouls excréteurs.

Les évacuations sont plus
promptes dans la jeunesse que
dans un âge avancé ; dans les
tempéramens sanguins que dans
d'autres.

Les remèdes influent aussi sur
la marche des évacuations. En
général, la saignée , les purgatifs placés mal-à-propos , retar-
dent souvent les crises. Les lavemens donnés en abondance ,
quand le pouls est intestinal ,
prononcé , développé , ont quel-

quefois épuisé la matière des évacuations, de sorte que celle qui arrive au jour critique est presque nulle. Il ne s'ensuit pas delà qu'il faille tout laisser à la nature, mais il faut se conten-ter de l'aider.

Bordeu a fait le premier ces observations : je les ai vérifiées, et quiconque voudra se donner la peine d'examiner la marche et les variations du pouls dans les maladies, les vérifiera de même.

Cette doctrine du pouls fait revivre les droits de la nature, rappelle la vraie médecine d'ob-servation appuyée sur les crises, et pratiquée avec tant d'éclat par *Hippocrate*. Elle empêche qu'on ne donne beaucoup de remèdes,

5

Quoi de plus heureux pour les malades ?

CHAPITRE XIX.

De l'effet de quelques remèdes sur le Pouls.

L'ÉMÉTIQUE rend le pouls stomacal : les lavemens, les purgatifs le rendent intestinal ; le kermès le rend pectoral ; l'aloès long-temps continué, hémorroïdal ; les sternutatoires le rendent nasal.

Un remède est indifférent dans une maladie, quand il ne change pas l'état actuel du pouls, et que celui-ci reste tel qu'il était avant l'application du remède, non critique ou bien développé, secréteur. Les minoratifs qu'on emploie souvent dans le cours d'une maladie, sont des remèdes indifférens.

~~~~~~~~~~~~~~~~~~~~~~~~~

CHAPITRE XX.

Quelle est l'influence des passions sur le Pouls ?

On rapporte qu'*Erasistrate* connut au pouls la passion qu'*Antiochus* avait pour *Stratonice*, femme de *Séleucus* son père.

Galien connut de même la maladie de *Justa*, femme de *Bocce*, consul, laquelle était amoureuse de *Pylades*. C'est probablement d'après l'agitation de

5..
~~~~~~~~~~~~~~~~~~~~~~~~~

leur pouls, à la vue de l'objet de leur passion, qu'ils en ont jugé.

La colère augmente les forces du cœur, la vivacité du pouls.

La terreur produit un resserrement subit dans la région de l'estomac, ainsi rend le pouls stomacal, serré, concentré.

Le chagrin long-temps continué produit des maladies de l'estomac, du foie.

Le pouls ne suffit pas seul pour juger d'une maladie, il faut les autres signes concomitans.

Ordinairement on ne peut décider qu'au bout de trois ou quatre jours, quelle sera la nature d'une maladie. La connaissance du pouls pourra peut-être la faire distinguer plus tôt, et donner des indications pour la prévenir ou l'empêcher de se développer.

CHAPITRE XXI.

Du Pouls des agonisans.

Une personne meurt d'engorgement du poumon, ou d'une affection d'estomac, ou du bas-ventre, ou de la matrice ; le pouls qui avait été pectoral, ou stomacal, ou intestinal, ou utérin pendant le cours de la maladie, n'a plus le même type régulier dans les derniers instans ; il devient faible, irrégulièrement intermittent, presqu'insensible, enfin s'éteint par la cessation du mouvement des artères et du

5...

cœur, qui est *l'ultimum moriens.*

Malgré les savantes recherches de *Bordeu* sur le pouls, l'essai de *Fouquet* sur le même sujet, les médecins n'en savent pas plus que du temps d'*Hippocrate.* Ils n'en connaissent que les signes généraux. Les observations que je présente, lues avec un peu d'attention, feront distinguer aisément les différentes espèces de pouls. Il suffira de les voir quelquefois, pour en retenir le caractère et le reconnaître à l'occasion.

« Le médecin qui joindra la
» connaissance du pouls et de
» toutes ses modifications à celle
» qu'on peut tirer des autres phé-
» nomènes, aura certainement
» beaucoup d'avantage sur celui

» qui l'aura négligée. Cette con-
» naissance dissipe l'obscurité ré-
» pandue sur bien des maladies,
» dévoile la marche de la na-
» ture, indique le temps le plus
» propre pour l'application des
» remèdes, en détermine la qua-
» lité, annonce la terminaison
» des maladies, fait connaître
» d'avance, et l'évacuation prête
» à se faire, et le couloir par le-
» quel elle aura lieu. Or quel
» médecin muni de ces connais-
» sances, n'opère pas efficace-
» ment, et pour la santé du ma-
» lade, et pour sa propre réputa-
» tion ? Interprète et ministre de
» la nature, dont il a su pénétrer
» les mystères, éclairer la mar-
» che, il connaît son pouvoir,
» sa manière d'agir, son but, les

» moyens qu'elle prend pour y
» parvenir : si elle ménage une
» terminaison heureuse, il en est
» instruit d'avance, il la rend
» plus facile, plus sûre et plus
» heureuse, en préparant les
» voies, en sollicitant douce-
» ment les organes qui doivent
» être le siège de l'excrétion in-
» dicatoire. C'est alors qu'on
» peut dire avec vérité, que la
» médecine a atteint le degré de
» perfection dont l'esprit humain
» est capable. * »

---

* *Voyez* article *Pouls* du Dictionnaire encyclopédique.

FIN.

TABLE

DES MATIÈRES.

CHAPITRE PREMIER.

CHAPITRE II.

CHAPITRE III.

CHAPITRE IV.

CHAPITRE V.

CHAPITRE VI.

CHAPITRE VII.

CHAPITRE VIII.

CHAPITRE IX.

CHAPITRE X.

CHAPITRE XI.

CHAPITRE XII.

CHAPITRE XIII.

CHAPITRE XIV.

CHAPITRE XV.

CHAPITRE XVI.

CHAPITRE XVII.

CHAPITRE XVIII.

CHAPITRE XIX.

CHAPITRE XX.

CHAPITRE XXI.

FIN DE LA TABLE.

www.ingramcontent.com/pod-product-compliance
Ingram Content Group UK Ltd.
Pitfield, Milton Keynes, MK11 3LW, UK
UKHW020916120726
13693UKWH00003B/1030